CONSIDÉRATIONS IMPORTANTES

RELATIVES AUX TRAITEMENTS

DES

MALADIES DE L'UTÉRUS

APPLICATION DES GLICÉROLES MÉDICAMENTEUX

COMME PUISSANTS RÉSOLUTIFS

DANS LE TRAITEMENT DE CES AFFECTIONS

REMARQUES CRITIQUES SUR LES CAUTÉRISATIONS

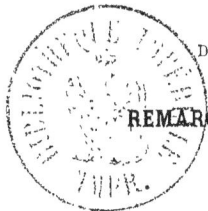

MÉMOIRE

PRÉSENTÉ A L'ACADÉMIE IMPÉRIALE DE MÉDECINE

LE 15 SEPTEMBRE 1868

Par le docteur CANQUOIN (de Dijon)

CHEVALIER DE LA LÉGION D'HONNEUR

DIJON

F. CARRÉ. — IMPRIMERIE TYPOGRAPHIQUE ET LITHOGRAPHIQUE

RUE AMIRAL ROUSSIN, 40

—

1869

CONSIDÉRATIONS IMPORTANTES

RELATIVES AUX TRAITEMENTS

DES MALADIES DE L'UTÉRUS

Messieurs les Membres de l'Académie.

Le mémoire que j'ai l'honneur de vous présenter est relatif aux traitements des maladies de l'Utérus.

45 années de pratique spéciale me font espérer votre bienveillante attention ; je désire particulièrement la fixer sur des innovations que je crois d'autant plus utiles, qu'elles rendent les traitements des affections utérines en même temps moins douloureux et plus promptement efficaces.

Il s'agit ici de deux choses fondamentales :

1° De la puissance calmante, et surtout résolutive, de divers Glycérolés médicamenteux contre les engorgements;

2° De la méthode à suivre pour obtenir, avec le plus de certitude possible, de bons résultats dans les divers traitements des maladies utérines et notamment dans la pratique des cautérisations.

MESSIEURS ,

Je dois aux travaux de Monsieur le docteur Demarquay, l'un des membres de cette Académie, sur les propriétés médicales très remarquables de la glycérine, l'idée que j'ai conçue d'employer cette substance contre les engorgements utérins.

Les succès incontestables qu'a obtenus cet habile chirurgien, à l'hôpital de la Pitié, dans le traitement de la pourriture d'hôpital, lorsqu'il remplaçait Monsieur le professeur Denonvillers dans son service, l'ont porté à admettre que la Glycérine était douée d'une grande force de pénétration dans les tissus vivants, indépendamment de la propriété qu'elle possédait aussi de les modifier puissamment (voir aux pages 45 et 125 de son excellent ouvrage intitulé : *De la Glycérine et de ses applications à la Chirurgie et à la Médecine, Paris 1863)*. Je lis encore la même affirmation dans la 3e édition du même ouvrage, qui a paru en 1867 ; j'ai donc essayé, depuis plusieurs années, de vérifier cette assertion ; je l'ai trouvée parfaitement exacte et j'ai dû conclure moi-même à ces phénomènes remarquables d'endosmose et d'excomose si précieux pour la pratique.

Chacun de vous, Messieurs, connaît cette propriété que possède la Glycérine d'attirer l'humidité de l'air et celle de tous les corps avec lesquels elle est mise en contact ; si, à cette propriété, vous ajoutez celle qu'elle possède aussi de pénétrer profondément les tissus, surtout lorsqu'il existe des ulcérations, vous aurez là, sans contredit, un agent doué d'une grande puissance, laquelle sera encore augmentée par la faculté qu'elle a de dissoudre la plupart des médicaments et de pouvoir les transporter, plus ou moins profondément, dans la trame de nos tissus.

Maintenant, Messieurs, permettez-moi quelques réflexions sur les cautérisations :

Avec la généralité des médecins, je considère les cautérisations comme un moyen puissant de guérison, dans la plupart des affections utérines, mais à une condition expresse : qu'elles seront pratiquées avec opportunité et méthode et non avec une routine aveugle comme je le vois souvent ; je maintiens rigoureusement ce précepte, car, faites sans méthode et sans art, elles seront toujours nuisibles ; c'est une chose dont il faut bien se pénétrer et l'admettre sans réplique. En effet, Messieurs, il arrive assez fréquemment, dans la pratique, d'être consulté par des malades, qui, dans le principe, n'avaient qu'une affection légère et dont l'état s'est plus ou moins aggravé ; plus tard, à la suite de cautérisations trop fortes, trop multipliées et surtout trop rapprochées ? A ce sujet, je pourrais citer des exemples presqu'incroyables de malheureuses femmes qui avaient subi successivement 70 à 80 cautérisations, et plusieurs autres chez lesquelles on avait même dépassé le nombre 100 ! ! Alors, qu'arrive-t-il dans ces déplorables conjonctures ? Ce qu'on rencontre journellement : La plupart de ces malades ne guérissent qu'imparfaitement ou deviennent incurables et sont condamnées à traîner une existence misérable !......... J'abrège pour ne point abuser des moments précieux de l'Académie, et j'arrive de suite à mon mode de traitement.

Après avoir fait soigneusement l'exploration de l'Utérus et de ses annexes, avoir visité l'intérieur de cet organe et interrogé sa sensibilité, je fais toujours précéder les cautérisations, même les plus légères, par les pansements suivants pratiqués avec le plus grand soin, pendant 8 ou 15 jours, selon le degré de sensibilité de l'organe affecté, afin de disposer ce dernier à supporter facilement ces opérations et à les rendre profitables; ensuite, ces mêmes pansements seront presque toujours continués jusqu'à la fin du traitement. A cet effet, je fais préparer un glycérolé calmant dont voici la formule :

> Prenez glycérolé d'amidon. . . . . 500 grammes,
> Extrait de jusquiame de 40 à 50 grammes,
> Brômure de potassium de 20 à 30 grammes ;
> Mélangez exactement.

Dans certains cas, lorsqu'il y a douleur vive avec insomnie, je remplace l'extrait de jusquiame par l'extrait d'opium privé de narcotine ; deux ou trois grammes suffisent pour 500 grammes de glycérolé; on peut, si on le préfère, remplacer cette dose par 60 centigrammes de chlor-hydrate de morphine.

Il ne faudra pas trop charger les premiers pansements, afin de s'assurer de la tolérance des sujets, car tous les médecins savent combien l'opium est antipathique à certaines natures.

Pour opérer ces pansements, il suffit de prendre du coton cardé (deux ou trois fois le volume d'une noix), de lui passer une anse de fil afin de pouvoir l'extraire avec facilité; ensuite, au moyen d'une spatule, on imprègne de glycérolé ce coton, de manière à ce qu'il soit bien chargé; après quoi, on introduit ce tampon au moyen d'un spéculum plein et d'une pince longue pour l'appliquer de front sur le col de l'utérus, et puis on le maintient en place au moyen d'une petite éponge fine ayant à peu près la forme d'un champignon ; avec cette pince on refoule le tout, que l'on maintient jusqu'à ce que le spéculum soit retiré. Cette manœuvre est facile, mais encore faut-il un peu d'habitude. Ces pansements devront être renouvelés toutes les 24 heures.

Presqu'immédiatement après ces applications, un phénomène qui frappe tout d'abord est la grande quantité lymphe et de sérosité qui est exhalée ; ces liquides contiennent toujours plus ou moins de fibrine, beaucoup d'albumine, souvent de la suppuration, des cellules épithéliales et quelquefois du sang. Je ferai observer ici que ce travail s'opère toujours avec calme (1).

---

(1) L'albumine concrétée par la chaleur (74° cent.) est dissoute, même à froid, par une solution de potasse et de soude. Les acides chlor-hydrique et sulfurique affaiblis la décomposent et la transforment en une matière gélatineuse.

(ORFILA).

Après 8 ou 10 jours de ces pansements préliminaires, quelquefois davantage, selon les cas plus ou moins graves et plus ou moins anciens, l'organe présente déjà une diminution sensible dans son volume, ou tout au moins un commencement de ramollissement ; en même temps la sensibilité est moindre. C'est alors que je procède aux cautérisations, s'il y a lieu, ou à toute opération indiquée par l'état de l'organe malade.

Mais si je n'ai qu'un engorgement dont je doive m'occuper, et que la résolution s'en opère avec une certaine lenteur, j'associe, sans plus de retard, au glycérolé calmant, et dans des proportions convenables, le résolutif que je juge le mieux approprié : ce sont le plus souvent les iodiques ou iodures, le brômure de potassium brômuré, le sous-borate de soude, le bi-carbonate de soude, le savon médicinal, le sulfure noir de mercure, le per-chlorure de fer, ou encore le sulfate simple d'alumine du Dr Homolle.

On comprend de suite les avantages de ces pansements, qui sont tout à la fois émolliens, calmants et essentiellement ou activement résolutifs ; maintenant, on conçoit que, selon la gravité des cas et surtout leur ancienneté, il deviendra nécessaire de les continuer plus ou moins de temps : en moyenne six semaines, quelquefois deux ou trois mois.

Par cette méthode rationnelle, vous arrivez plus doucement et plus sûrement au but que vous vous proposez que par des moyens plus ou moins douloureux et toujours fort longs, employés jusqu'à ce jour, et que les femmes nerveuses ne peuvent supporter sans accidents.

Il ne faut cependant pas s'abuser et croire que ces avantages seront constamment obtenus en toutes circonstances ; car, parmi ces engorgements, il en est de si anciens et si douloureux et qui ont été si longtemps tourmentés par des cautérisations intempestives, que les tissus utérins sont transformés, ainsi que le démontre l'histologie pathologique. Ces cas s'excluent de cette médication, qui serait absolument impuissante ; tous les anatomo-pathologistes sont fixés à cet égard.

Maintenant, Messieurs, pour mieux se rendre compte de tout ceci, il est utile, je pense, d'établir des catégories ; j'en admets trois :

La première comprendra les affections encore récentes, plus ou moins aiguës, ayant atteint des sujets de constitutions différentes.

La deuxième comprendra les maladies de tous genres, déjà anciennes, plus ou moins négligées, traitées sans méthode et présentant souvent, concomitamment, des sympathies morbides ou phénomènes reflexes quelquefois très opiniâtres et ne manquant pas de gravité à cause de leur intensité persévérante.

Enfin, la troisième comprendra les affections très anciennes, fécondes en accidents de tous genres, aggravées par des traitements vicieux suivis presque sans relâche pendant de longues années, et aussi entretenues par des fatigues incessantes : de là des transformations, des dégénérescences, etc., etc. Je veux parler plus particulièrement des femmes de la campagne, et, dans les villes, de la classe ouvrière ; elles en offrent de très fréquents exemples.

En parlant des pansements avec les glycérolés calmants, j'ai omis de traiter une question qui n'est pas sans quelque importance, et que voici :

A l'approche des règles, est-il indispensable de suspendre l'application du topique ? Je répondrai oui pour le glycérolé opiacé, que l'on cessera quatre à cinq jours avant l'époque présumée des règles, tandis que le glycérolé à l'extrait de jusquiame pourra être continué jusqu'à leur apparition sans le moindre inconvénient, mais pas au-delà.

Pour seconder l'effet de ces pansements, je suis dans l'habitude d'administrer en potion le brômure de potassium à l'exclusion de presque tous les autres calmants, et, à cet égard, je suis parfaitement de l'avis de M. le docteur Raciborski, qui le préconise d'une manière toute particulière dans son remarquable traité de la Menstruation.

Je ferai seulement observer que, pour les estomacs susceptibles, chaque cuillerée de la solution de brômure devra être prise dans un demi verre d'eau très fortement gommée, arômatisée et bien édulcorée.

Ma formule est celle-ci :

> Prenez : Eau distillée . . . . 150 grammes.
> Brômure de potassium . . . 10 —
> Faites dissoudre.
> T de deux à trois cuillerées à soupe par jour, une
> heure avant les repas.

NOTA. — Je n'exclus jamais les émissions sanguines; mais exclusivement pour le cas où elles sont parfaitement indiquées, elles devront, autant que possible, être pratiquées au début du traitement.

Messieurs,

Plusieurs honorables confrères, qui, depuis plus d'une année, sont initiés à ma nouvelle Méthode de traitement, n'ont qu'à s'en louer ; et je suis heureux de leurs félicitations.

Entre autres, je citerai MM. les docteurs Crouigneau, professeur suppléant à l'Ecole de médecine secondaire de Dijon, et Bertet; de Cercoux (Charente-Inférieure), que cite honorablement M. le docteur Demarquay

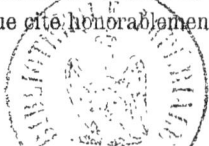

dans son traité de la Glycérine. M. le docteur Bertet est un lauréat de la Société de médecine de Bordeaux, auteur de plusieurs ouvrages distingués, dont le dernier, sur le traitement des affections de l'Utérus, question mise au concours, a été couronné avec un éclatant succès.

Ici, Messieurs, se termine ce que j'avais à vous dire. Je remercie l'Académie de l'attention qu'elle a bien voulu me prêter, et la prie d'agréer l'hommage de mon entière gratitude.

Dijon, ce 10 septembre 1868.

Signé : **A. CANQUOIN,**

D. M. P., CHEVALIER DE LA LÉGION-D'HONNEUR.

COMPLÉMENT DU MÉMOIRE PRÉCÉDENT

Caustiques dont je fais spécialement usage.

Avec M. le docteur Bertet (de Cercoux), en réfléchissant aux diverses divisions qui ont été proposées par les auteurs pour classer les maladies de l'Utérus, j'ai adopté celle de Robert, parce qu'elle est simple et qu'elle répond à presque tous les cas qui peuvent se présenter dans la pratique.

Voici les quatre formes admises par cet auteur dans sa thèse de concours (année 1848, page 40), intitulée : *Des affections granuleuses, ulcéreuses et carcinomateuses du col de l'Utérus.*

1° Ulcères superficiels ou excoriations ;

2° Ulcères granuleux ou bourgeonnés ;

3° Ulcères fongueux ;

4° Ulcères calleux.

Mais, avec M. le docteur Bertet (de Cercoux), ainsi qu'il le propose, je sens la nécessité des trois formes suivantes : ulcères syphilitiques, ulcères dyphthéritiques et ulcères cancéreux ; et, de mon côté, j'ajouterai aussi les divers engorgements ou hypertrophies de l'Utérus ; je tiens beaucoup à signaler cette dernière forme. « Chacun sait, dit M. le docteur Villemin, que l'engorgement de l'utérus peut résulter de causes diverses, et par conséquent ne constitue pas, au point de vue scientifique, une seule et même maladie ; c'est plutôt un état organique dû à des éléments histologiques variables et incomplétement déterminés, état grossièrement caractérisé par l'augmentation du volume. »

C'est cette augmentation de volume qui a toujours beaucoup préoccupé les gynécologistes, et jusqu'ici tous leurs efforts pour y remédier ont été sans résultats bien satisfaisants.

Les moyens employés jusqu'à ce jour sont douloureux ; ils ont tous pour but d'activer l'absorption. Mais rarement, de l'aveu de presque tous les praticiens, on y parvient, et encore toujours incomplètement, ainsi que le déclare le professeur Scanzoni de Wursbourg... Mais, par une inconcevable contradiction, il fait retour et propose plus loin une série de moyens résolutifs assez douloureux que j'ai vus occasionner des accidents. Ces moyens énergiques consistent dans des scarifications, dans des applications de visicatoires sur le col, des badigeonnages avec la teinture d'iode pure, et des pansements avec la pommade de bi-iodure de mercure, etc... Voilà donc où en est la science à cet égard...

Eh bien! par la méthode résolutive que j'indique dans la première partie de ce mémoire, on arrivera, sans occasionner de douleurs sensibles, à une résolution complète : voilà le progrès.

Maintenant le grand moyen thérapeutique généralement employé pour combattre ces huit formes, ces huit cas que j'admets, est uniquement la cautérisation. A cet égard, tous les gynécologistes sont d'accord ; mais si les cautérisations doivent être regardées comme le moyen le plus susceptible de modifier et de guérir les ulcères de l'utérus, leur succès est en raison inverse de l'intensité de la douleur produite, et cette assertion a une grande importance selon moi ; et, en effet, ainsi que je l'ai fait observer dans la première partie de ce mémoire, ne voit-on pas tous les jours les cautérisations, faites sans réflexion et sans mesure, donner lieu aux accidents les plus graves et quelquefois occasionner la mort? J'en citerai plus loin des exemples.

N'est-il pas reconnu par les médecins adonnés à cette branche de l'art, que beaucoup de cas sont opiniâtres ou fort longs à guérir ou encore deviennent incurables par l'usage peu méthodique des cautérisations? C'est donc pour tâcher d'en diminuer la fréquence que je vais exposer succinctement, comme complément du mémoire qui précède, ma manière de procéder et les avantages qu'elle ne cesse de me procurer.

Mais, avant de parler des caustiques, auxquels je donne la préférence dans ma pratique, je désire traiter en quelques mots une question qui n'est pas sans importance et qui doit trouver sa place ici. Les caustiques sont-ils indispensables, comme traitement, dans certaines lésions peu graves du col utérin? Je veux parler ici des érosions et des taches rouges ou livides de cette région, ainsi que des ulcérations vulvaires et vaginales. Non, certainement ils ne sont pas indispensables, et telle était aussi l'opinion de M. le professeur Trousseau, avec lequel j'ai eu des rapports assez fréquents, lorsque j'exerçais à Paris ; il employait avec succès une poudre composée de sous-nitrate de bismuth, de précipité blanc et un peu de précipité rouge. Mon traitement diffère peu du sien : ainsi, après avoir soumis mes malades au glycérolé calmant, contenant du brômure de potassium, pendant quelques jours seulement, je fais quotidiennement, avec l'instrument de Bretonneau, de Tours, une insufflation avec la poudre suivante :

Prenez : Sous-nitrate de Bismuth. . . . . 15 grammes,

Calomel à la vapeur . . . . 2 grammes,

Sucre candi en poudre . . . . . . 4 grammes,

Arséniate de soude . . . . . . 2 décigrammes.

Mélangez très-exactement.

Ici l'arséniate de soude agit simplement comme modificateur.

Quatre à cinq insufflations suffisent toujours pour combattre ces accidents.

Caustiques à mon usage.

Depuis bien des années, j'ai renoncé à l'emploi du nitrate acide de mercure, que prodiguaient Lisfranc, Récamier, Alibert et tant d'autres imitateurs, contre tous les cas qui réclamaient la cautérisation ; et cela, principalement à cause de la salivation et aussi de la douleur qu'il occasionnait. Je lui préfère beaucoup l'acide azotique, à 40 ou 36 degrés, ou encore l'acide chlor-hydrique saturé de chlorure de zinc. Ces deux agents sont doués de la même énergie que le caustique mercuriel, et j'en fais usage dans tous les cas où les tissus sont plus ou moins profondément atteints.

Il faut des pinceaux déliés et flexibles pour pénétrer facilement dans la cavité utérine : j'en ai envoyé cette année de nombreux spécimens à l'Académie impériale de Médecine, pour qu'elle apprécie les avantages qu'ils offraient sur les injections intra-utérines que venait de proposer M. le docteur Avrard de la Rochelle.

Mes pinceaux sont faits avec un peu de coton cardé, artistement et soigneusement roulé sur une tige en fil de fer de 30 centimètres de longueur, dont je mouille l'extrémité sur laquelle j'enroule le coton, en le serrant afin qu'il ne soit pas exposé à rester dans la cavité utérine.

Il m'arrive quelquefois de substituer une plume d'oie ébarbée à cette tige métallique ; ces derniers pinceaux sont très flexibles et d'une introduction facile lorsque la cavité est libre. Avec ces plumes, on peut obtenir des pinceaux plus volumineux en coupant plus ou moins leur extrémité. Ces mêmes pinceaux flexibles sont très commodes, en les imbibant d'huile, pour l'exploration des cavités utérines.

Feu Marjolin père m'a souvent félicité de l'idée que j'avais eue d'imaginer ces sortes de pinceaux; il les employait souvent dans sa pratique en ville.

Le Caustique Filhos est très précieux ; il est d'un excellent usage dans un grand nombre de circonstances quand il est bien préparé, ce qui est assez rare (on y incorpore trop de chaux): une partie de chaux vive pour deux parties de potasse caustique, chauffées au rouge, donnent un bon produit; mais, comme chacun a pu le remarquer, ce caustique se conserve difficilement en bon état malgré les précautions d'usage, et c'est pour cette raison que je remplace la chaux par la soude caustique, et dans la même proportion. Ces crayons sont fermes, plus actifs, et se conservent mieux ; on les enveloppe avec une feuille de plomb mince et on les enferme dans un tube de verre ou un bocal bien sec contenant de la chaux vive.

L'acide phénique pur, dissous de la créosote à parties égales, composent le caustique Herland. Il y a environ deux ans, ce caustique a eu du retentissement, lorsque M. Herland, pharmacien distingué de Laval (Mayenne), l'a fait connaître à l'Académie de Médecine de Paris, par un mémoire fort intéressant qu'il a lu devant cette société savante. Je m'en sers souvent avec avantage ; il détruit les tissus, comme le fait l'acide azotique, en occasionnant moins de douleur ; il les modifie d'une manière très remarquable, et les plaies se cicatrisent promptement sous son influence ; il possède éminemment la propriété de désinfecter les ulcérations les plus sordides.

Ce caustique a l'inconvénient de dégager une odeur assez désagréable ; mais en y ajoutant 1/3 de teinture d'iode caustique, on en atténue l'odeur sans nuire à sa qualité.

L'acide phénique, dissous dans l'alcool à parties égales ou dans la glycérine, est un caustique plus faible que le précédent, mais il a ses avantages.

La teinture d'iode pure est un peu moins énergique que la préparation phéniquée et peut être néanmoins employée aux mêmes usages. Ce dérnier agent, plus ou moins étendu d'eau ou de glycérine, est un des plus précieux de la chirurgie comme modificateur. Ceux qui ont lu l'immense travail de M. le docteur Boinet sur l'Iodothérapie savent à quoi s'en tenir à cet égard. Pour mon compte, je fais un grand usage de l'iode et de ses composés, comme résolutifs et comme anti-syphilitiques.

Le nitrate ou azotate d'argent s'emploie à l'état solide ou en solution à divers degrés ; tous les praticiens en connaissent les propriétés. Ce caustique, comme chacun sait, n'agit que superficiellement à l'état de concentration, soit solide, soit liquide ; ses applications sont très douloureuses et quelquefois intolérables, de sorte que les malades le redoutent singulièrement. J'emploie fréquemment la solution au 1/30 pour combattre les vaginités, soit aiguës, soit chroniques, sous cette forme diluée. C'est un excellent modificateur n'occasionnant pas la moindre douleur. Cette solution au 1/30 a toujours été considérée par Velpeau comme un anti-phlogistique, ce dont il sera facile de se convaincre.

Son usage, pour le traitement de la vaginite, est le même que celui du tannin, préconisé pour ces cas par Becquerel et par Messieurs les docteurs Demarquay et Soupart.

Après ce traitement, dont la durée est plus ordinairement de 8 à 10 jours, il conviendra de faire pratiquer quelques injections avec l'eau de Goulard.

Le per-chlorure de fer médicinal, c'est-à-dire à 30°, convient admirablement bien dans les cas où la muqueuse utérine, fongueuse et saignante, a besoin d'être constrictée. D'après M. le docteur Salleron, ce perchlorure de fer n'est pas un caustique, car il ne forme jamais d'escharres, mais seulement il resserre puissamment les vaisseaux et coagule le sang, ainsi que les sécrétions viciées et purulentes, de manière à former un plasma, qui a toute l'apparence d'une escharre; mais voilà tout.

(Voir, pour ces expériences et de précieux détails, l'ouvrage si bien fait de M. Burin-Dubuisson, l'un de nos pharmaciens les plus remarquables.)

Le sulfate double d'alumine et de zinc, inventé par M. le docteur Homolle, est un caustique plus ou moins actif selon qu'on en prolonge plus ou moins le contact : son action peut être comparée à celle de l'acide phénique dissous et concentré; il peut rendre de grands services.

Pour sa préparation, voir l'annuaire de M. le professeur Bouchardat (année 1861, page 288).

Le chlorure de zinc, dissous jusqu'à saturation dans l'acide chlor-hydrique, est un très puissant caustique, pouvant rivaliser avantageusement avec tous les autres sans exception ; il modifie admirablement les tissus malades, les désinfecte, à l'occasion, et les conduit à une prompte cicatrisation. Du reste, tous les chirurgiens connaissent ma pâte de chlorure de zinc et le parti qu'on peut en tirer ; je ne m'étendrai donc pas davantage.

Acide chrômique. — On lit dans l'annuaire de M. le professeur Bouchardat (1863) :

« Un caustique qu'emploie M. Nélaton, est l'acide chrômique, qui jouit, comme on le sait, de ce double avantage : d'agir presqu'instantanément, d'agir dans une petite sphère, c'est-à-dire à peine au-delà du contour de la goutte employée, et de produire une escharre sèche, qui se détache peu à peu et laisse, lors de sa chûte, une plaie de bonne nature. On emploie avec succès l'acide chrômique pour cautériser les verrues.

Tout ceci est parfaitement exact, mais cependant ne suffit pas ; il faut aussi que l'on sache que l'acide chrômique, appliqué sur une large surface, est toxique, comme l'est la pâte arsénicale. C'est ce que Nauche paraît avoir observé dans sa longue pratique ; M. le professur Duchâtel, de Maryland, et M. le docteur Cumin, dans son journal de médecine et de chirurgie, citent des faits à l'appui. Pour de plus amples détails, lire la description que j'en ai donnée dans l'ouvrage que j'ai publié en 1861, et qui a pour titre : *Des caustiques en général et de leur application en chirurgie.*

L'acide chrômique concentré peut produire, en quelques minutes, les mêmes effets que le fer rouge.

Le fer rougi à blanc (cautère actuel) est un moyen infernal remis en vogue par Jobert de Lamballe ; il a fait, à ma connaissance, entre ses mains et celles de tant d'autres, de nombreuses victimes. Ces accidents ne sont pas constants, mais ils sont malheureusement assez fréquents, pour proscrire le cautère actuel dans la majorité des cas. Ce moyen est toujours effrayant pour les malades et les assistants, à cause de l'appareil qu'il exige.

Enfin, pour les praticiens qui ne reculent pas devant ce procédé de cautérisation, il sera plus prudent de se servir de l'appareil de Rhumkorff, perfectionné par Charrière ; il est simple, commode et facile à charger.

Dans ma pratique, je remplace le fer rouge par l'un des quatre caustiques suivants : l'acide chrômique concentré, le caustique Filhos bien préparé, l'acide azotique à 40 degrés, et enfin la pâte de chlorure de zinc ; on peut donner à cette dernière toutes les formes désirables.

Voilà, à peu près, tout ce que j'avais à dire sur les caustiques dont je fais usage, et l'on voit clairement qu'ils peuvent être employés pour tous les cas, sans exception, de maladies utérines qui en réclament l'emploi. Telle est ma conclusion.

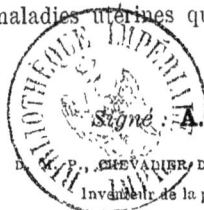

Signé : **A. CANQUOIN,**

D. M. P., CHEVALIER DE LA LÉGION D'HONNEUR ,
Inventeur de la pâte au chlorure de zinc.

NOTA. — Je crois convenable, pour plusieurs raisons, de faire suivre mon Mémoire par le témoignage flatteur qu'a bien voulu m'adresser M. le D' Demarquay, l'un des membres de l'Académie Impériale de Médecine de Paris, officier de la Légion d'honneur, chirurgien en chef de la Maison municipale de Santé, etc..., en échange d'un exemplaire du présent mémoire que j'ai eu l'honneur de lui offrir.

Paris, 2 Décembre 1868.

Monsieur et honoré Confrère,

J'ai lu avec intérêt votre intéressant travail, dans lequel vous me traitez avec bienveillance ; je dois vous dire que, sous bien des rapports, ma pratique est conforme a la vôtre.

J'avais été chargé de faire un rapport sur votre Mémoire à l'Académie, mais je dois vous dire que tout rapport est impossible, ce Mémoire étant en cours de publication dans les journaux de médecine.

J'ai bien l'honneur d'être votre tout dévoué confrère,

DEMARQUAY.

Je déclare ignorer les règlements de l'Académie qui privent d'un rapport en cette circonstance, et j'avoue n'en pas comprendre la raison. Mais ici, je dois dire que le témoignage flatteur de l'honorable Monsieur Demarquay me suffit, et, aussi, je dois ajouter que, par la voie de la presse médicale, j'ai parfaitement atteint le but que je m'étais proposé : celui d'initier le monde médical aux innovations que je propose, et à l'inviter à l'expérimentation la plus rigoureuse.

Après 45 années de travaux incessants, et cherchant toujours le progrès, je serai heureux si j'obtiens les suffrages de mes confrères; voilà toute mon ambition et ne désire rien au-delà.

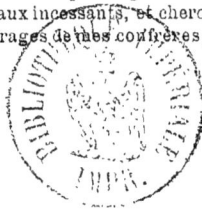

A. CANQUOIN,

D. M. P.

Dijon. — Imprimerie et lithographie de F. Carré.

www.ingramcontent.com/pod-product-compliance
Lightning Source LLC
Chambersburg PA
CBHW050417210326
41520CB00020B/6640